This Book Belongs to

Delancy W.

Note: if using real makeup, allow page to dry
completely before turning or closing. A short
burst from a hair dryer can aid this process.

Name of Look Ranboo   **Evening** ◯   **Daytime** ◯

Theme

Face

Moisturizer

Concealer

Foundation

Highlight/Blush

Eyes

Brows

Eyelid

green/red

Liner

green/red/white/ black

Crease

Mascara

Lips

Liner

Lip Color

black/white

Gloss

Notes

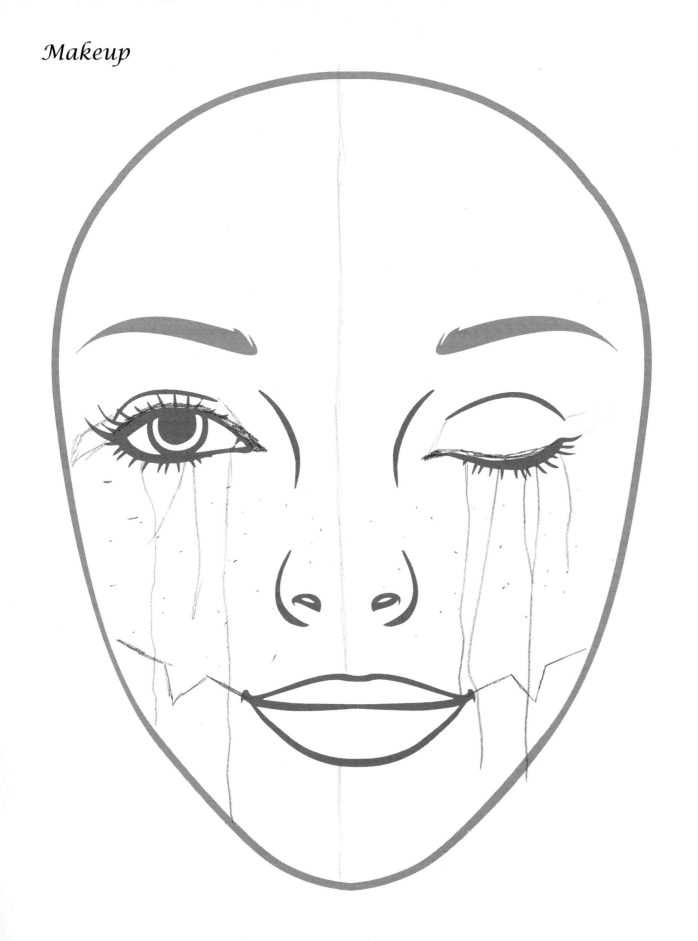

Makeup

Checklist

- [ ]
- [ ]
- [ ]
- [ ]
- [ ]
- [ ]
- [ ]
- [ ]
- [ ]
- [ ]
- [ ]
- [ ]
- [ ]
- [ ]
- [ ]
- [ ]
- [ ]
- [ ]
- [ ]
- [ ]

Checklist

- [ ]
- [ ]
- [ ]
- [ ]
- [ ]
- [ ]
- [ ]
- [ ]
- [ ]
- [ ]
- [ ]
- [ ]
- [ ]
- [ ]
- [ ]
- [ ]
- [ ]
- [ ]
- [ ]

Name of Look <u>Sundrop</u>   **Evening** ○   **Daytime** ○

Theme <u>Fnaf security breach</u>

Face

Moisturizer

Concealer

Foundation

Highlight/Blush

Eyes

Brows

Eyelid

Liner

Crease

Mascara

Lips

Liner

Lip Color

Gloss

Notes

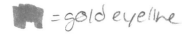 = gold eyeline

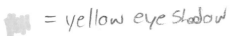 = yellow eye shadow

= yellow glitter eyeshadow

= white eyeshadow

Makeup

Checklist

- [ ] ....
- [ ] ....
- [ ] ....
- [ ] ....
- [ ] ....
- [ ] ....
- [ ] ....
- [ ] ....
- [ ] ....
- [ ] ....
- [ ] ....
- [ ] ....
- [ ] ....
- [ ] ....
- [ ] ....
- [ ] ....
- [ ] ....
- [ ] ....
- [ ] ....
- [ ] ....

Checklist

- [ ] ....
- [ ] ....
- [ ] ....
- [ ] ....
- [ ] ....
- [ ] ....
- [ ] ....
- [ ] ....
- [ ] ....
- [ ] ....
- [ ] ....
- [ ] ....
- [ ] ....
- [ ] ....
- [ ] ....
- [ ] ....
- [ ] ....
- [ ] ....
- [ ] ....

Name of Look Karl Jacobs

Evening ◯   Daytime ◯

Theme

Face

Moisturizer

Concealer

Foundation

Highlight/Blush

Eyes

Brows

Eyelid

Liner

Crease

Mascara

Lips

Liner

Lip Color

Gloss

Notes

= glitter shadow

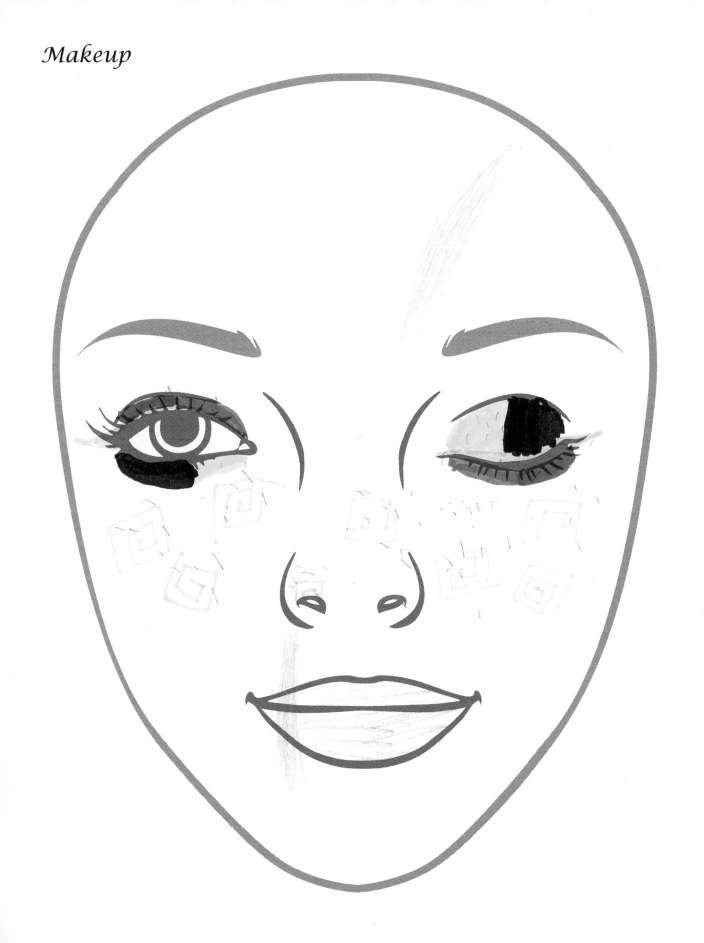

Makeup

Checklist

- [ ]
- [ ]
- [ ]
- [ ]
- [ ]
- [ ]
- [ ]
- [ ]
- [ ]
- [ ]
- [ ]
- [ ]
- [ ]
- [ ]
- [ ]
- [ ]
- [ ]
- [ ]
- [ ]
- [ ]

Checklist

- [ ]
- [ ]
- [ ]
- [ ]
- [ ]
- [ ]
- [ ]
- [ ]
- [ ]
- [ ]
- [ ]
- [ ]
- [ ]
- [ ]
- [ ]
- [ ]
- [ ]
- [ ]
- [ ]

Name of Look (George Not Found)   **Evening** ◯   **Daytime** ◯

Theme

Face

Moisturizer

_____

Concealer

_____

Foundation

_____

Highlight/Blush

_____

Eyes

Brows

_____

Eyelid

_____

Liner

_____

Crease

_____

Mascara

_____

Lips

Liner

_____

Lip Color

_____

Gloss

_____

_____

Notes

any hollow thing is white

Makeup

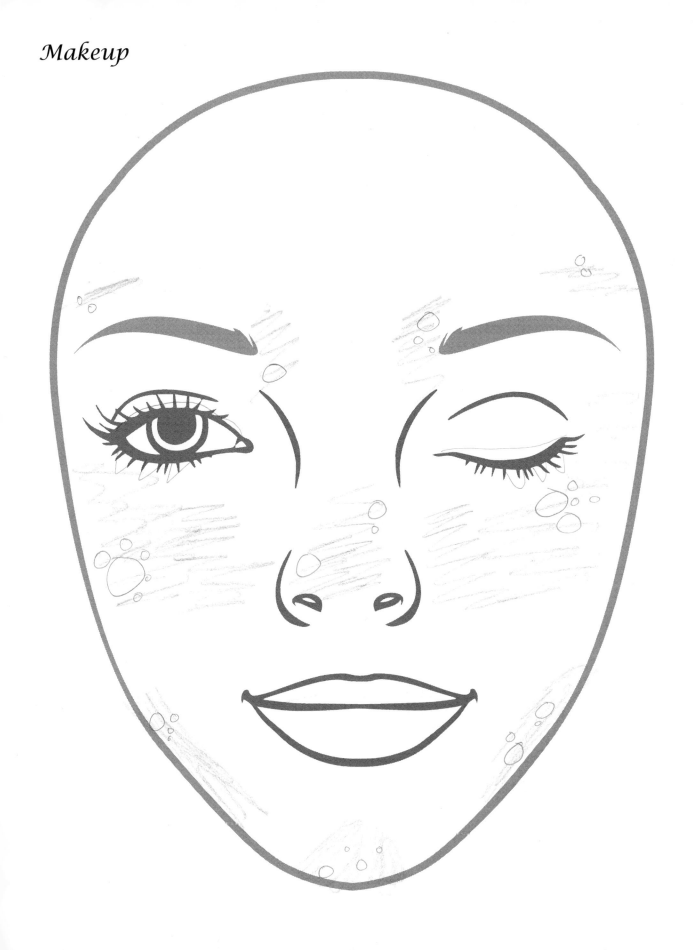

Checklist

- [ ] ....
- [ ] ....
- [ ] ....
- [ ] ....
- [ ] ....
- [ ] ....
- [ ] ....
- [ ] ....
- [ ] ....
- [ ] ....
- [ ] ....
- [ ] ....
- [ ] ....
- [ ] ....
- [ ] ....
- [ ] ....
- [ ] ....
- [ ] ....
- [ ] ....

Checklist

- [ ] ....
- [ ] ....
- [ ] ....
- [ ] ....
- [ ] ....
- [ ] ....
- [ ] ....
- [ ] ....
- [ ] ....
- [ ] ....
- [ ] ....
- [ ] ....
- [ ] ....
- [ ] ....
- [ ] ....
- [ ] ....
- [ ] ....
- [ ] ....
- [ ] ....

Name of Look <u>Halloween costume/fit</u> **Evening** ○   **Daytime** ○

Theme <u>Skeleton</u>

Face

Moisturizer

_____

Concealer

_____

Foundation

_____

Highlight/Blush

_____

Eyes

Brows

_____

Eyelid

_____

Liner

_____

Crease

_____

Mascara

_____

Lips

Liner

_____

Lip Color

_____

Gloss

_____

_____

Notes

grey = black eyeshadow

black = eyeliner

1 eye (L) = red eye

1 eye (R) = pure white

Neck look too!

Makeup

black bandana

Checklist

- [ ]
- [ ]
- [ ]
- [ ]
- [ ]
- [ ]
- [ ]
- [ ]
- [ ]
- [ ]
- [ ]
- [ ]
- [ ]
- [ ]
- [ ]
- [ ]
- [ ]
- [ ]
- [ ]
- [ ]

Checklist

- [ ]
- [ ]
- [ ]
- [ ]
- [ ]
- [ ]
- [ ]
- [ ]
- [ ]
- [ ]
- [ ]
- [ ]
- [ ]
- [ ]
- [ ]
- [ ]
- [ ]
- [ ]

Name of Look Technoblade

Evening ○   Daytime ○

Theme Smp

Face

Moisturizer

_____

Concealer

_____

Foundation

_____

Highlight/Blush

_____

Eyes

Brows

_____

Eyelid

_____

Liner

_____

Crease

_____

Mascara

_____

Lips

Liner

_____

Lip Color

_____

Gloss

_____

Notes

Makeup

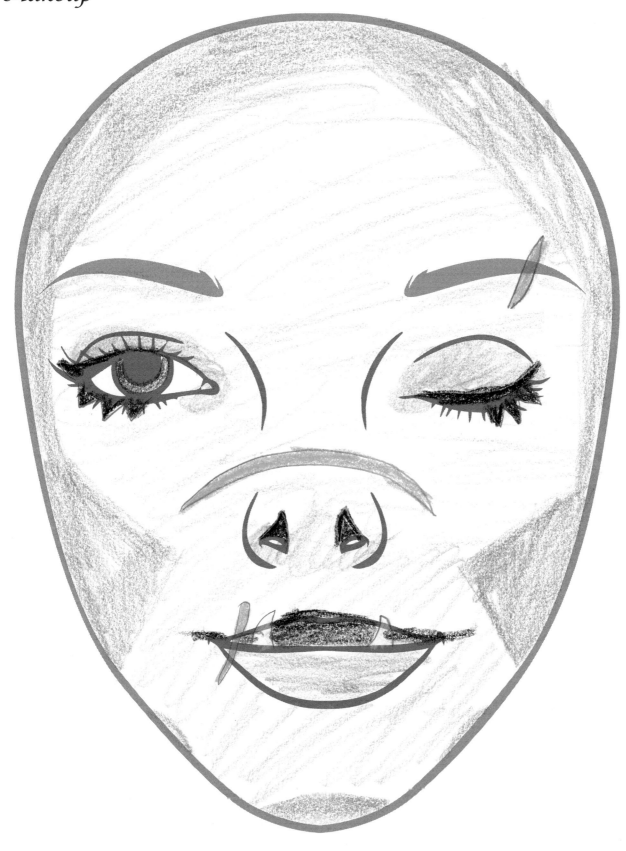

Checklist

- [ ] ....
- [ ] ....
- [ ] ....
- [ ] ....
- [ ] ....
- [ ] ....
- [ ] ....
- [ ] ....
- [ ] ....
- [ ] ....
- [ ] ....
- [ ] ....
- [ ] ....
- [ ] ....
- [ ] ....
- [ ] ....
- [ ] ....
- [ ] ....
- [ ] ....

Checklist

- [ ]
- [ ]
- [ ]
- [ ]
- [ ]
- [ ]
- [ ]
- [ ]
- [ ]
- [ ]
- [ ]
- [ ]
- [ ]
- [ ]
- [ ]
- [ ]
- [ ]
- [ ]
- [ ]

Name of Look Quackity

Evening ○ **Daytime** ○

Theme dsmp

Face

Moisturizer

_____

Concealer

_____

Foundation

_____

Highlight/Blush

_____

Eyes

Brows

_____

Eyelid

_____

Liner

_____

Crease

_____

Mascara

_____

Lips

Liner

_____

Lip Color

_____

Gloss

_____

_____

Notes

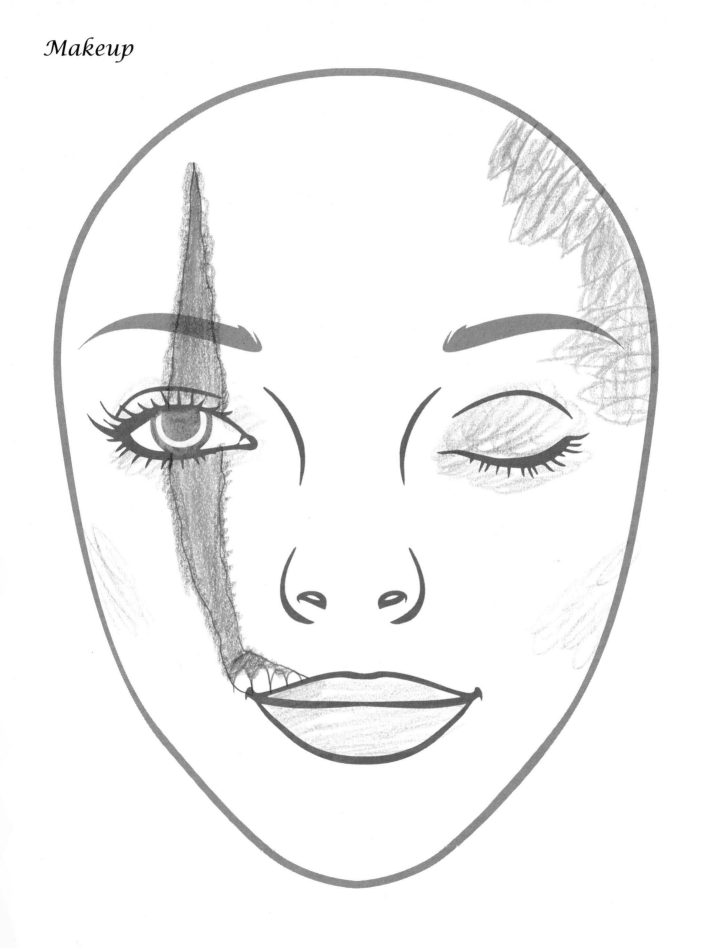

Checklist

- [ ]
- [ ]
- [ ]
- [ ]
- [ ]
- [ ]
- [ ]
- [ ]
- [ ]
- [ ]
- [ ]
- [ ]
- [ ]
- [ ]
- [ ]
- [ ]
- [ ]
- [ ]
- [ ]
- [ ]

Checklist

- [ ]
- [ ]
- [ ]
- [ ]
- [ ]
- [ ]
- [ ]
- [ ]
- [ ]
- [ ]
- [ ]
- [ ]
- [ ]
- [ ]
- [ ]
- [ ]
- [ ]
- [ ]
- [ ]

Name of Look Tubbo   **Evening** ◯   **Daytime** ◯

Theme dsmp

Face

Moisturizer

_____

Concealer

_____

Foundation

_____

Highlight/Blush

_____

Eyes

Brows

_____

Eyelid

_____

Liner

_____

Crease

_____

Mascara

_____

Lips

Liner

_____

Lip Color

_____

Gloss

_____

_____

Notes

Makeup

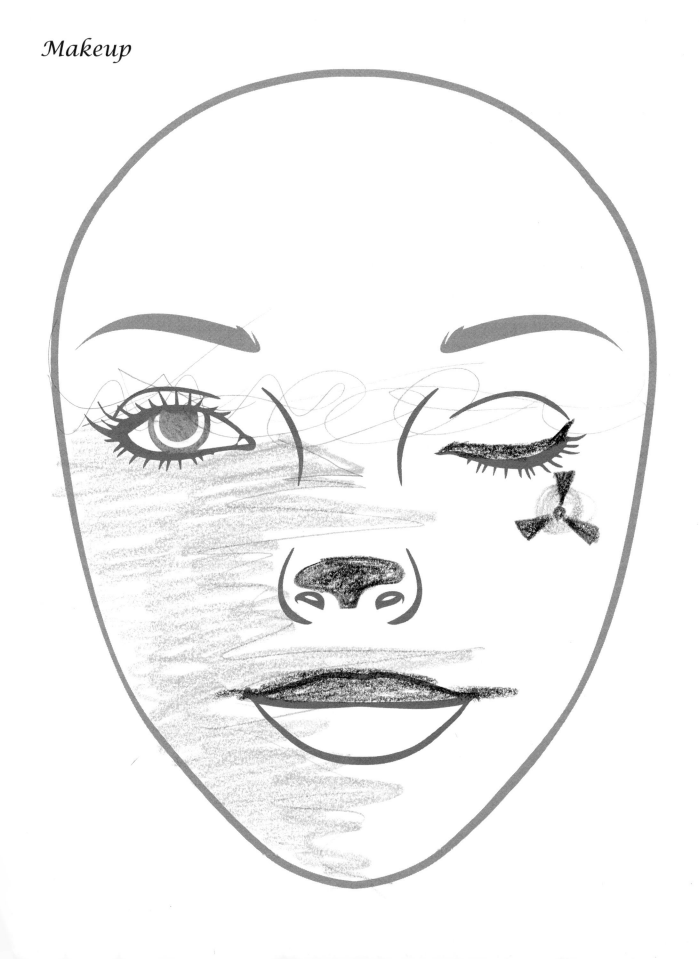

Checklist

- [ ]
- [ ]
- [ ]
- [ ]
- [ ]
- [ ]
- [ ]
- [ ]
- [ ]
- [ ]
- [ ]
- [ ]
- [ ]
- [ ]
- [ ]
- [ ]
- [ ]
- [ ]
- [ ]
- [ ]

Checklist

- [ ]
- [ ]
- [ ]
- [ ]
- [ ]
- [ ]
- [ ]
- [ ]
- [ ]
- [ ]
- [ ]
- [ ]
- [ ]
- [ ]
- [ ]
- [ ]
- [ ]
- [ ]
- [ ]

Name of Look _____ Evening ◯   Daytime ◯

Theme _____

Face
Moisturizer

_____

Concealer

_____

Foundation

_____

Highlight/Blush

_____

Eyes
Brows

_____

Eyelid

_____

Liner

_____

Crease

_____

Mascara

_____

Lips
Liner

_____

Lip Color

_____

Gloss

_____

Notes

Makeup

Checklist

- [ ] ....
- [ ] ....
- [ ] ....
- [ ] ....
- [ ] ....
- [ ] ....
- [ ] ....
- [ ] ....
- [ ] ....
- [ ] ....
- [ ] ....
- [ ] ....
- [ ] ....
- [ ] ....
- [ ] ....
- [ ] ....
- [ ] ....
- [ ] ....
- [ ] ....
- [ ] ....

Checklist

- [ ]
- [ ]
- [ ]
- [ ]
- [ ]
- [ ]
- [ ]
- [ ]
- [ ]
- [ ]
- [ ]
- [ ]
- [ ]
- [ ]
- [ ]
- [ ]
- [ ]
- [ ]
- [ ]

Name of Look _____   **Evening** ◯   **Daytime** ◯

Theme _____

Face

Moisturizer

_____

Concealer

_____

Foundation

_____

Highlight/Blush

_____

Eyes

Brows

_____

Eyelid

_____

Liner

_____

Crease

_____

Mascara

_____

Lips

Liner

_____

Lip Color

_____

Gloss

_____

_____

Notes

Makeup

Checklist

- [ ] ....
- [ ] ....
- [ ] ....
- [ ] ....
- [ ] ....
- [ ] ....
- [ ] ....
- [ ] ....
- [ ] ....
- [ ] ....
- [ ] ....
- [ ] ....
- [ ] ....
- [ ] ....
- [ ] ....
- [ ] ....
- [ ] ....
- [ ] ....
- [ ] ....
- [ ] ....

Checklist

- [ ]
- [ ]
- [ ]
- [ ]
- [ ]
- [ ]
- [ ]
- [ ]
- [ ]
- [ ]
- [ ]
- [ ]
- [ ]
- [ ]
- [ ]
- [ ]
- [ ]
- [ ]
- [ ]

Name of Look _____ **Evening** ◯   **Daytime** ◯

Theme _____

Face	Eyes	Lips
Face	**Eyes**	**Lips**

Face

Moisturizer

_____

Concealer

_____

Foundation

_____

Highlight/Blush

_____

Eyes

Brows

_____

Eyelid

_____

Liner

_____

Crease

_____

Mascara

_____

Lips

Liner

_____

Lip Color

_____

Gloss

_____

_____

Notes

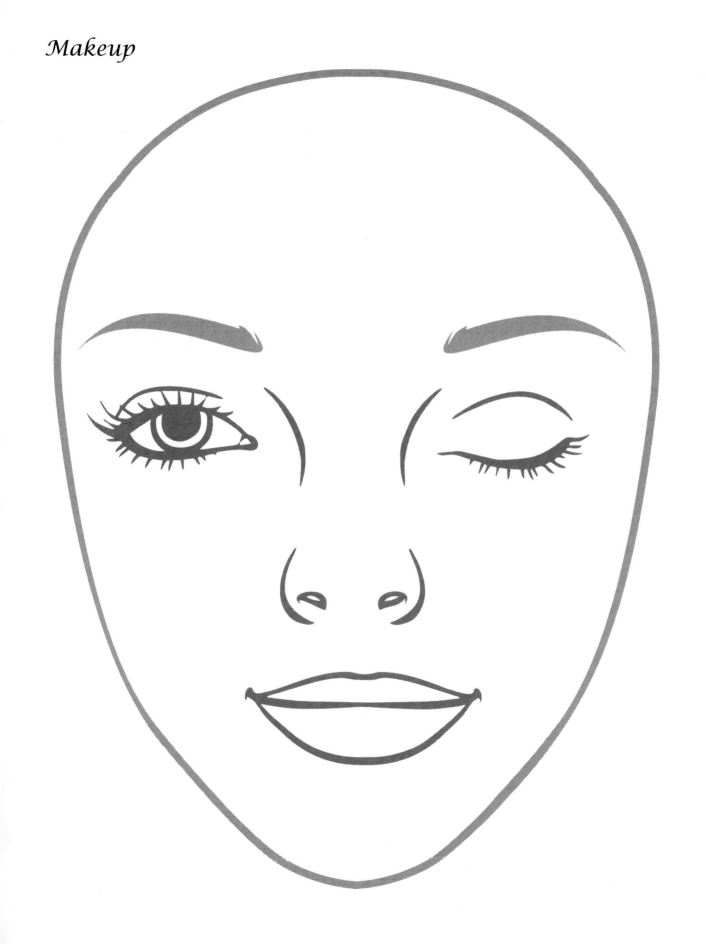

Makeup

Checklist

- [ ] ....
- [ ] ....
- [ ] ....
- [ ] ....
- [ ] ....
- [ ] ....
- [ ] ....
- [ ] ....
- [ ] ....
- [ ] ....
- [ ] ....
- [ ] ....
- [ ] ....
- [ ] ....
- [ ] ....
- [ ] ....
- [ ] ....
- [ ] ....

Checklist

- [ ]
- [ ]
- [ ]
- [ ]
- [ ]
- [ ]
- [ ]
- [ ]
- [ ]
- [ ]
- [ ]
- [ ]
- [ ]
- [ ]
- [ ]
- [ ]
- [ ]
- [ ]

Name of Look _____ Evening ◯   Daytime ◯

Theme _____

Face	Eyes	Lips
Moisturizer	Brows	Liner
Concealer	Eyelid	Lip Color
Foundation	Liner	Gloss
Highlight/Blush	Crease	
	Mascara	

Notes

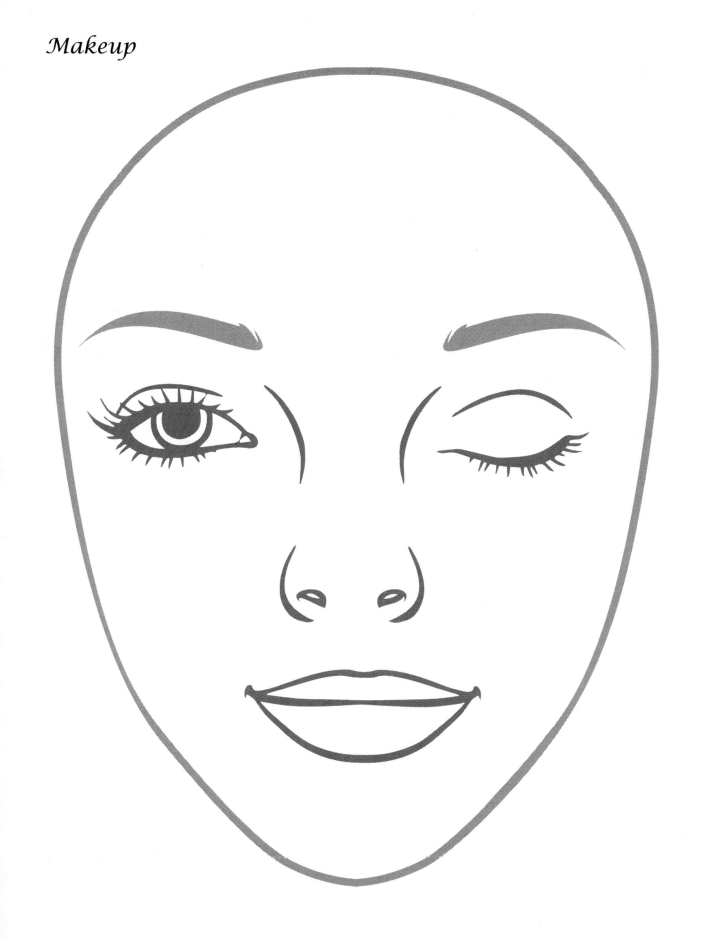

Makeup

Checklist

- [ ]
- [ ]
- [ ]
- [ ]
- [ ]
- [ ]
- [ ]
- [ ]
- [ ]
- [ ]
- [ ]
- [ ]
- [ ]
- [ ]
- [ ]
- [ ]
- [ ]
- [ ]
- [ ]

Checklist

- [ ]
- [ ]
- [ ]
- [ ]
- [ ]
- [ ]
- [ ]
- [ ]
- [ ]
- [ ]
- [ ]
- [ ]
- [ ]
- [ ]
- [ ]
- [ ]
- [ ]
- [ ]
- [ ]

Name of Look _____ Evening ◯ Daytime ◯

Theme _____

Face	**Eyes**	**Lips**
Moisturizer	Brows	Liner
Concealer	Eyelid	Lip Color
Foundation	Liner	Gloss
Highlight/Blush	Crease	
	Mascara	

Notes

Makeup

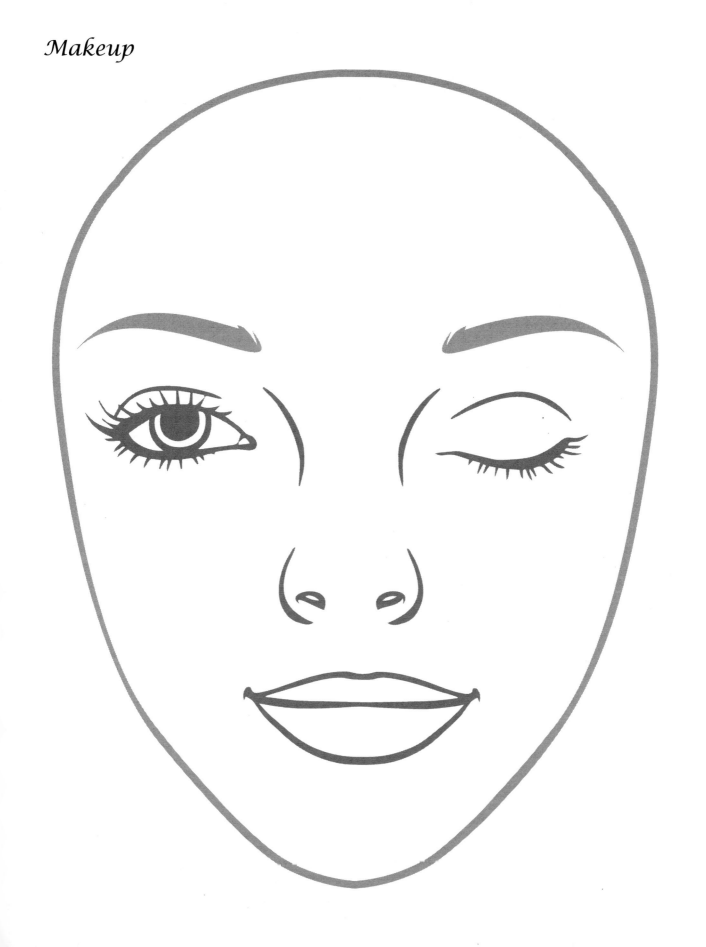

Checklist

- [ ]
- [ ]
- [ ]
- [ ]
- [ ]
- [ ]
- [ ]
- [ ]
- [ ]
- [ ]
- [ ]
- [ ]
- [ ]
- [ ]
- [ ]
- [ ]
- [ ]
- [ ]
- [ ]
- [ ]

Checklist

- [ ]
- [ ]
- [ ]
- [ ]
- [ ]
- [ ]
- [ ]
- [ ]
- [ ]
- [ ]
- [ ]
- [ ]
- [ ]
- [ ]
- [ ]
- [ ]
- [ ]
- [ ]

Name of Look _____   Evening ◯   Daytime ◯

Theme _____

Face

Moisturizer

_____

Concealer

_____

Foundation

_____

Highlight/Blush

_____

Eyes

Brows

_____

Eyelid

_____

Liner

_____

Crease

_____

Mascara

_____

Lips

Liner

_____

Lip Color

_____

Gloss

_____

Notes

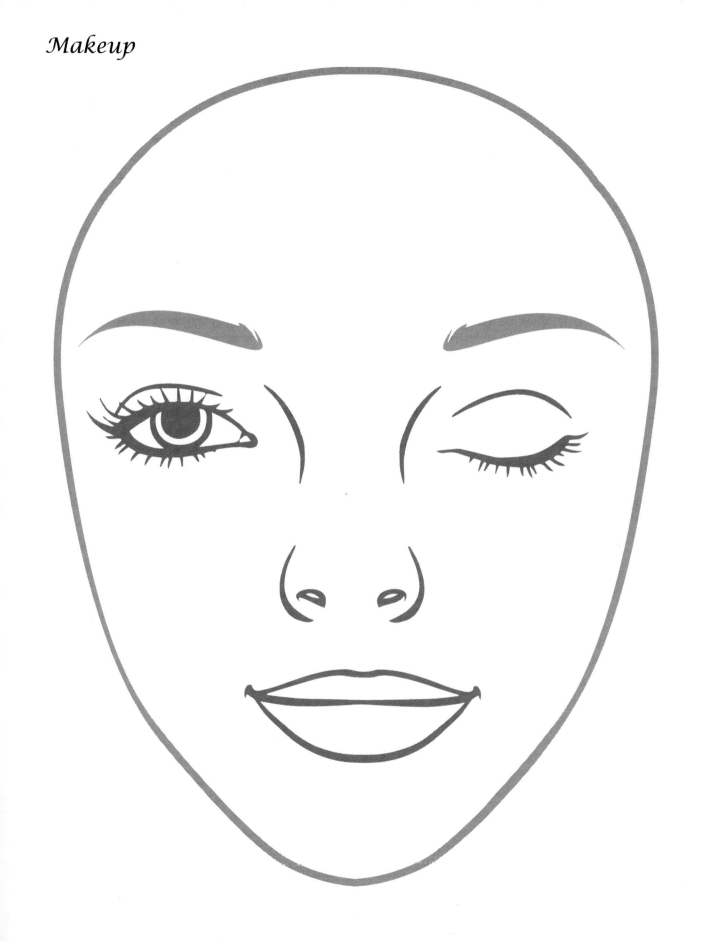

Makeup

Checklist

- [ ] ....
- [ ] ....
- [ ] ....
- [ ] ....
- [ ] ....
- [ ] ....
- [ ] ....
- [ ] ....
- [ ] ....
- [ ] ....
- [ ] ....
- [ ] ....
- [ ] ....
- [ ] ....
- [ ] ....
- [ ] ....
- [ ] ....
- [ ] ....

Checklist

- [ ] ....
- [ ] ....
- [ ] ....
- [ ] ....
- [ ] ....
- [ ] ....
- [ ] ....
- [ ] ....
- [ ] ....
- [ ] ....
- [ ] ....
- [ ] ....
- [ ] ....
- [ ] ....
- [ ] ....
- [ ] ....
- [ ] ....
- [ ] ....
- [ ] ....
- [ ] ....

Name of Look _____ Evening ◯   Daytime ◯

Theme _____

Face	Eyes	Lips
Moisturizer	Brows	Liner
Concealer	Eyelid	Lip Color
Foundation	Liner	Gloss
Highlight/Blush	Crease	
	Mascara	

Notes

Makeup

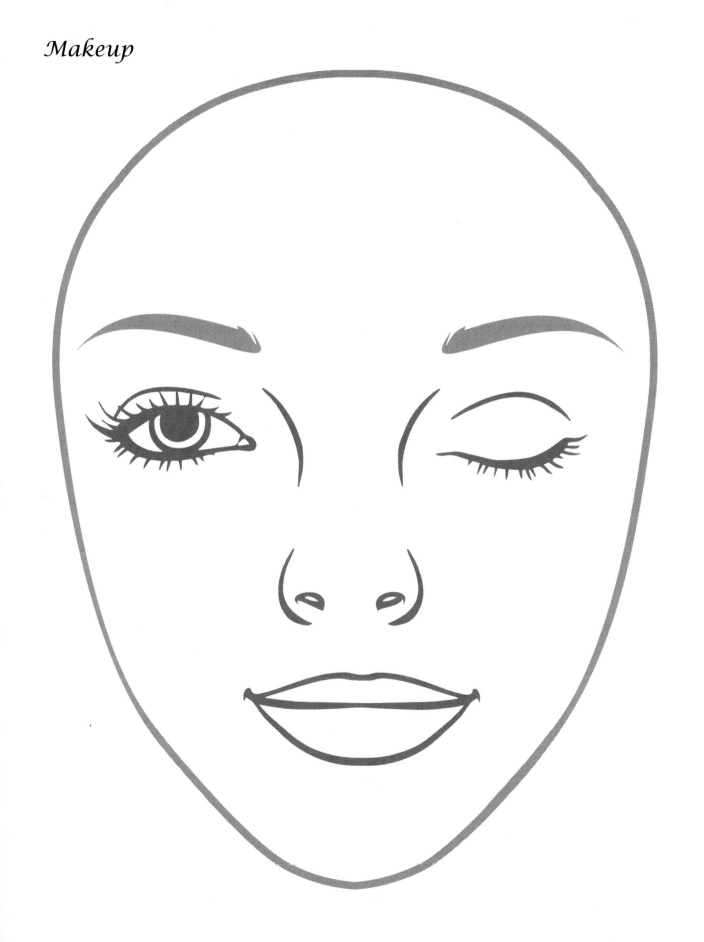

Checklist

- [ ] ....
- [ ] ....
- [ ] ....
- [ ] ....
- [ ] ....
- [ ] ....
- [ ] ....
- [ ] ....
- [ ] ....
- [ ] ....
- [ ] ....
- [ ] ....
- [ ] ....
- [ ] ....
- [ ] ....
- [ ] ....
- [ ] ....
- [ ] ....
- [ ] ....

Checklist

- [ ]
- [ ]
- [ ]
- [ ]
- [ ]
- [ ]
- [ ]
- [ ]
- [ ]
- [ ]
- [ ]
- [ ]
- [ ]
- [ ]
- [ ]
- [ ]
- [ ]
- [ ]
- [ ]

Name of Look _____ Evening ○   Daytime ○

Theme _____

Face	Eyes	Lips
Moisturizer	Brows	Liner
Concealer	Eyelid	Lip Color
Foundation	Liner	Gloss
Highlight/Blush	Crease	
	Mascara	

Notes

Makeup

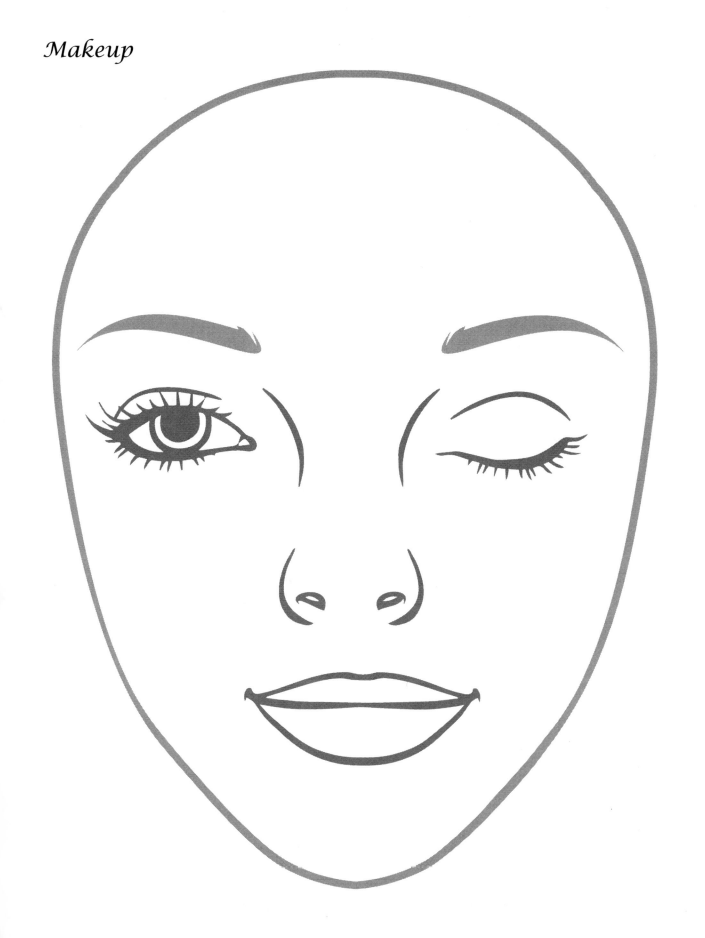

Checklist

- [ ]
- [ ]
- [ ]
- [ ]
- [ ]
- [ ]
- [ ]
- [ ]
- [ ]
- [ ]
- [ ]
- [ ]
- [ ]
- [ ]
- [ ]
- [ ]
- [ ]
- [ ]
- [ ]

Checklist

- [ ] ....
- [ ] ....
- [ ] ....
- [ ] ....
- [ ] ....
- [ ] ....
- [ ] ....
- [ ] ....
- [ ] ....
- [ ] ....
- [ ] ....
- [ ] ....
- [ ] ....
- [ ] ....
- [ ] ....
- [ ] ....
- [ ] ....
- [ ] ....
- [ ] ....

Name of Look _____   **Evening** ◯   **Daytime** ◯

Theme _____

Face	Eyes	Lips
Moisturizer	Brows	Liner
Concealer	Eyelid	Lip Color
Foundation	Liner	Gloss
Highlight/Blush	Crease	
	Mascara	

Notes

Makeup

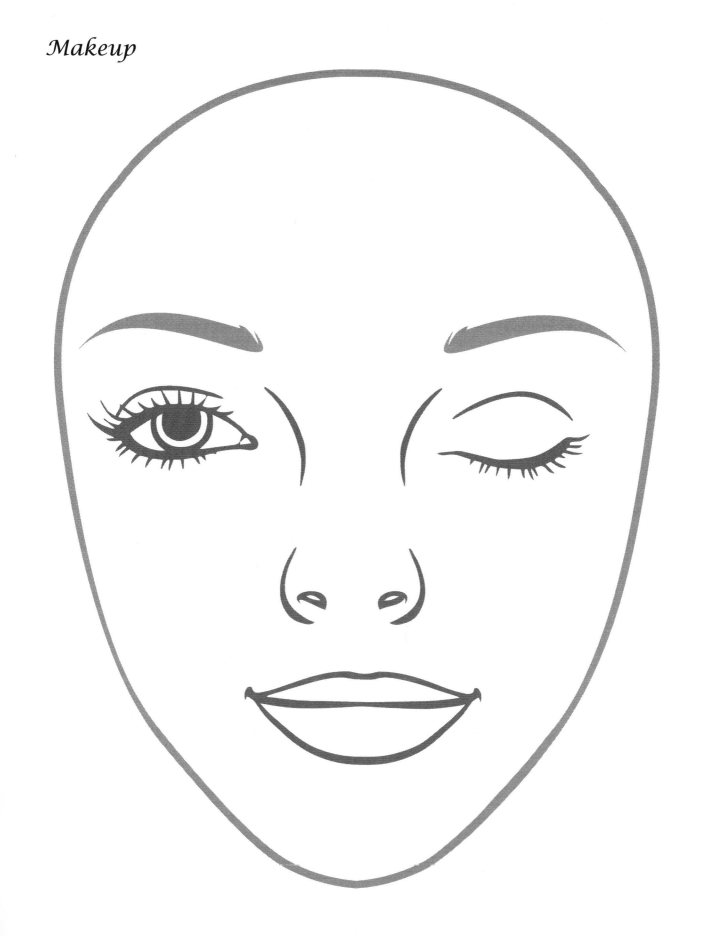

Checklist

- [ ] ....
- [ ] ....
- [ ] ....
- [ ] ....
- [ ] ....
- [ ] ....
- [ ] ....
- [ ] ....
- [ ] ....
- [ ] ....
- [ ] ....
- [ ] ....
- [ ] ....
- [ ] ....
- [ ] ....
- [ ] ....
- [ ] ....
- [ ] ....
- [ ] ....

Checklist

- ☐ ....
- ☐ ....
- ☐ ....
- ☐ ....
- ☐ ....
- ☐ ....
- ☐ ....
- ☐ ....
- ☐ ....
- ☐ ....
- ☐ ....
- ☐ ....
- ☐ ....
- ☐ ....
- ☐ ....
- ☐ ....
- ☐ ....
- ☐ ....
- ☐ ....

Name of Look _____ Evening ⭕ Daytime ⭕

Theme _____

Face	Eyes	Lips
Moisturizer	Brows	Liner
_____	_____	_____
Concealer	Eyelid	Lip Color
_____	_____	_____
Foundation	Liner	Gloss
_____	_____	_____
Highlight/Blush	Crease	
_____	_____	_____
	Mascara	
_____	_____	_____

Notes

Makeup

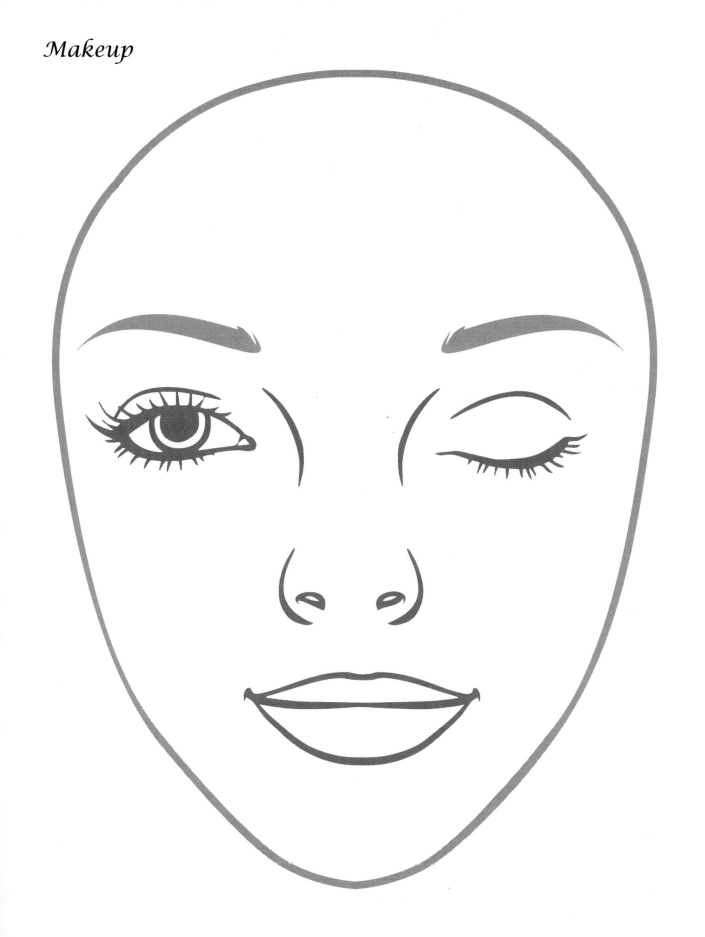

Checklist

- [ ] ....
- [ ] ....
- [ ] ....
- [ ] ....
- [ ] ....
- [ ] ....
- [ ] ....
- [ ] ....
- [ ] ....
- [ ] ....
- [ ] ....
- [ ] ....
- [ ] ....
- [ ] ....
- [ ] ....
- [ ] ....
- [ ] ....
- [ ] ....
- [ ] ....
- [ ] ....

Checklist

- [ ] ....
- [ ] ....
- [ ] ....
- [ ] ....
- [ ] ....
- [ ] ....
- [ ] ....
- [ ] ....
- [ ] ....
- [ ] ....
- [ ] ....
- [ ] ....
- [ ] ....
- [ ] ....
- [ ] ....
- [ ] ....
- [ ] ....
- [ ] ....
- [ ] ....
- [ ] ....

Made in the USA
Middletown, DE
11 December 2021

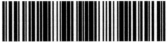